OBSERVATIONS

FAITES EN 1826 A SAINT-BRÉVIN (LOIRE-INFÉRIEURE),

SUR LE

CHOLÉRA-MORBUS;

PAR M. DROUET ,

Maître de forges , membre correspondant de la Commission centrale de Salubrité du Mans ; de la Société des Arts de la même ville ; des Sociétés académiques de Nantes , de Boulogne-sur-Mer ; de la Société Linnéenne de Paris , etc.

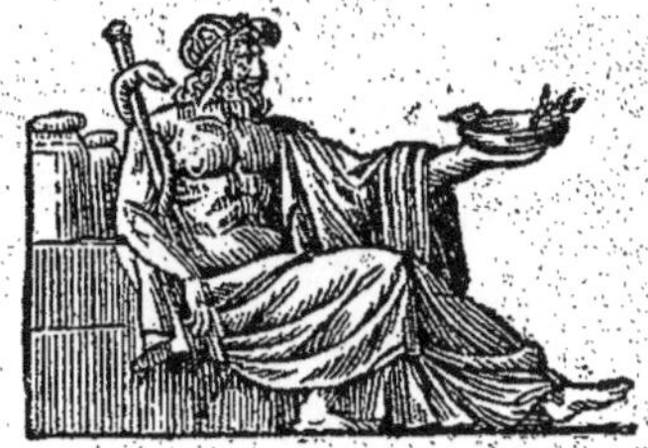

AU MANS ,

BELON, IMPRIMEUR-LIBRAIRE, PLACE S.-NICOLAS, N° 2.

◇➤◄◇

(1ᵉʳ MAI 1832.)

Ta 5/311.

OBSERVATIONS

FAITES EN 1826 A SAINT-BRÉVIN (LOIRE-INFÉRIEURE),

SUR LE

CHOLÉRA-MORBUS;

PAR M. DROUET,

Maître de forges, membre correspondant de la Commission centrale de
Salubrité du Mans; de la Société des Arts de la même ville; des Sociétés
académiques de Nantes, de Boulogne-sur-Mer; de la Société Linnéenne de
Paris, etc.

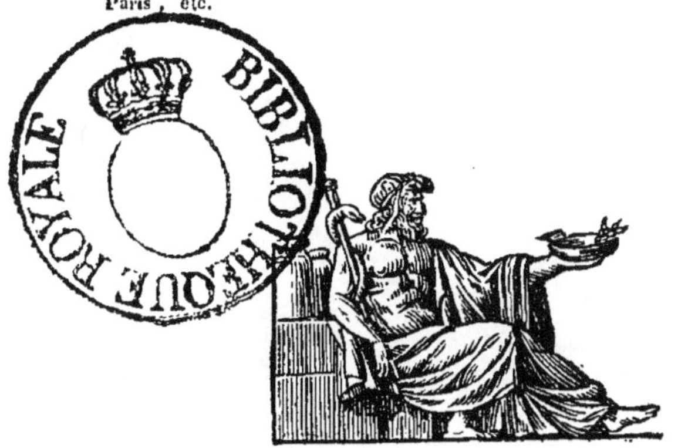

AU MANS,

BÉLON, IMPRIMEUR-LIBRAIRE, PLACE S.-NICOLAS, N° 2.

(1er MAI 1832.)

OBSERVATIONS

FAITES EN 1826 A SAINT-BRÉVIN (Loire-Inférieure),

sur le

CHOLÉRA-MORBUS.

Enfin je me décide à parler du choléra! je ne suis cependant pas médecin. Mais, devant le redoutable fléau qui s'avance vers l'ouest de la France et menace notre pays, je ne puis plus taire l'histoire de celui que j'ai observé et qui m'attaqua, en 1826, ainsi que trente autres habitans de la commune de St-Brévin, canton de Paimbœuf, département de la Loire-Inférieure.

Ignorant dans l'art de guérir, n'obéissant qu'à ma conscience, je prie mes compatriotes de ne voir dans ce récit que mon ardent désir d'être utile! En présence d'une maladie aussi *brusque* que *cruelle* et qui est à nos portes, si, l'expérience est la grande école de l'humanité, me saura-t-on mauvais gré de soumettre mes observations à mes anciens et toujours chers concitoyens du Mans? Depuis long-tems je les leur livre par devoir, sans aucune prétention ; trop heureux, si la révélation du remède qui me sauva la vie opérait aussi fructueusement sur eux que sur moi dans le cas de l'invasion de ma ville natale par le *choléra-morbus!*

C'était au mois de septembre 1826; l'été de cette année allait finir, et nous avions eu à supporter, pendant sa durée, des chaleurs presque aussi considérables qu'en 1825, le vent régnant, était Est. La commune de St-Brévin, située à l'embouchure de la Loire, sur les bords de la mer, vis-à-vis le port de Saint-Nazaire, possède quelques prés bas que le tems, le besoin et l'industrie ont fait sortir successivement du sein de marais, encore remplis d'une eau croupissante et verdâtre, dont le trop lent desséchement entretient une évaporation délétère. Je dirigeais alors dans cette commune une vingtaine d'ouvriers que j'employais au terrassement de mes *prés-marais;* leur sol, généralement bas comme la plus grande partie des autres prairies de St-Brévin, avait besoin de tranchées pour l'écoulement des eaux surabondantes.

A cette époque, plusieurs navires marchands du port de Nantes qui fréquentent la mer des Indes, entr'autres *le Fils de France,* d'environ 800 tonnaux, étaient entrés depuis quelque tems en rade de Paimbœuf. Ils revenaient du golfe du Bengale, des bords du Gange, de Calcutta, ville populeuse (700,000 âmes) et marécageuse, où l'air est malsain et où l'on remarque deux quartiers dont l'un surtout, dit la *ville noire,* occupé par les indous et les musulmans, est entouré de canaux et de petits étangs d'eau saumâtre.

La population de la commune de Saint-Brévin, toute adonnée à la pêche et à la culture, se

vendait journellement au marché du port de Paimbœuf, pour y vendre des légumes, des fruits et
du poisson frais. Ainsi que moi, les habitans qui
allaient à ce marché, dûrent se trouver en contact
avec les équipages de ces navires que je visitais
pour en acheter quelques objets d'histoire natu-
relle.

Dans ces entrefaites, j'appris que des coliques
aussi subites que violentes, accompagnées de
vomissemens répétés attaquaient quelques habitans de Saint-Brévin, mais surtout ceux qui de-
meuraient aux environs des marais. On vint en
toute hâte me chercher pour porter des secours
à ceux que ces coliques affligeaient ; je le répète,
je ne suis pas médecin, mais ils souffraient cruelle-
ment ; j'accourus, et je m'informai du traitement
employé par les malades. C'était du vin pur, et
quel vin? (en fut-il jamais de plus acide que celui
qui provient des terrains voisins de la mer?)
Souvent c'était aussi de la rôtie au vin, ou de
l'eau-de-vie pure, sans addition de sucre; ils prenaient même d'autres liqueurs fortement alcooli-
sées. Je les éclairai sur le danger de breuvages
aussi incendiaires, dans leur situation, et je les per-
suadai de les remplacer par des tisannes bien
sucrées, faites avec des fleurs de tilleul et des feuilles d'oranger auxquelles j'ajoutais quelques gouttes
de la liqueur anodine d'Hoffmann. Avec l'emploi
de ces moyens donnés au début de la maladie j'ob-
tins des résultats assez satisfaisans. Mais le nom-
bre des malades s'accrut avec rapidité; plusieurs de

mes ouvriers, frappés subitement, quittèrent mon atelier, et tous les matins j'apprenais quelques nouveaux cas arrivés ordinairement au soir précédent. Sachant bien que le zèle de la philanthropie ne peut remplacer l'instruction et l'expérience médicales, j'envoyai promptement chercher à Paimbœuf M. le docteur Bessard, médecin, dont les profondes connaissances et l'autorité devaient nous être et nous furent si utiles. A la vue du premier malade chez lequel je le conduisis, il reconnut de suite l'épidémie qui s'étendait dans notre commune, il nous prévint de ses dangers, de la rapidité de sa marche, et, sans *hésiter*, il nous assura que c'était le *choléra-morbus ou le trousse-galant*. En conséquence, il ordonna à ce malade et aux autres qu'il visita, des tisannes faites avec des têtes de pavot blanc, ou autres espèces de pavots qui se trouvaient alors mûres en nos jardins;

Des potions d'eau de Menthe opiacée;

Des sangsues sur le creux de l'estomac ;

Des emplâtres d'opium au même lieu;

Des fomentations de décoctions de têtes depavots sur le bas-ventre ;

Des briques chaudes sous les pieds;

Et des frictions sur les membres froids avec des étoffes de laine ou de flanelle bien chauffées.

A l'aide de tous ces moyens et *d'une diète absolue*, M. le docteur Bessard combattit si bien notre choléra, que, sur une trentaine d'individus attaqués à Saint-Brévin, nous n'eûmes au plus à regretter que la perte d'un à deux cholériques.(1)

Alors le nom de choléra n'entraînait après lui aucune idée d'épouvante ; il n'en présentait aux habitans de Saint-Brévin comme à moi, d'autre que celle d'une maladie étrangère à notre climat, et dont les effets ne nous étaient pas connus. Ignorant heureusement ses ravages dans les Indes et en Asie, nous ne fûmes point persécutés par la peur du mal qui *en amène ordinairement un bien plus dangereux,* le mal de la peur. Nos esprits étant restés calmes et confians dans les talens du savant médecin de Paimbœuf, le choléra de Saint-Brévin fut réduit en trois semaines à l'impuissance de nous nuire plus long-temps et disparut, avec tout son cortége de vomissemens, de déjections, de coliques et d'abominables crampes.

Mais il est tems d'arriver à la description de ce qui me concerne, et du traitement particulier que je suivis. Tous les jours au chevet de nos cholériques, je ne m'occupais pas du tout de l'idée que le choléra fût contagieux, j'affirmai même à chacun qu'il ne fallait pas craindre, et quoique j'en aie été frappé le dernier, peut-être, *sans un écart de régime,* m'en serais-je tiré sain et sauf. Je revenais de dîner

---

(1) Dans l'intérêt des 350 pères de famille employés dans mes ateliers, j'eus l'honneur d'écrire le 17 novembre 1831 à M. Bessard, pour le prier de me donner une règle de conduite dans le cas de la présence du choléra parmi mes ouvriers; je dis avec regret qu'il ne m'a pas encore répondu.

chez un de mes voisins, qui me fit prendre à la
fin du repas, un petit verre d'eau-de-vie. Il était
5 heures du soir, la chaleur du sable des dunes
était étouffante, j'en fus très-fatigué, et, en ren-
trant, une demie heure après, chez moi, je me fis
servir *de la bière*, dont je bus de suite deux verres.
Je le dis, j'avais chaud, cette bière sortait d'un
caveau très-frais. A l'instant, des vomissemens, des
coliques considérables me prirent, et je crus avoir
une forte et très-forte indigestion. Tout aussitôt,
des douleurs terribles venant à se joindre à la
complication des déjections alvines qui, comme les
vomissemens, se répétaient de trois minutes en
trois minutes, et souvent en moins de temps, je
pensai que *j'étais empoisonné*, et que l'ancienne
cuisinière de mon vieil ami nous avait probable-
ment fricassé, avec un poulet, du vert-de-gris dans
une casserole de cuivre mal étamée. J'étais tellement persuadé que je n'aurais pas le choléra, que,
quoique ressentant déjà ses symptômes tant de fois
observés par moi, je m'obstinai à croire que j'étais
une des nombreuses victimes du vert-de-gris, et,
au bout de vingt minutes, ne pouvant plus rester
debout, on me porta dans mon lit, où j'éprouvai,
d'une manière affreuse, tous les accidens *du
choléra.*

Dans un instant de relâche, au début, j'envoyai
chercher dans ma bibliothèque le volume *des
secours à donner aux personnes empoisonnées*, par
M. P. Orfila, et d'après le conseil de ce professeur
(article des empoisonnemens par le sous-acétate
de cuivre ou vert-de-gris), je fis délayer de suite,

dix blancs d'œufs dans deux pintes d'eau froide, et je m'empressai d'en prendre un verre à chaque vomissement ; et les deux pintes épuisées, j'ordonnai qu'on en préparât deux nouvelles. Oh ! savant Orfila, avec quelle ardeur, au milieu de mes souffrances aiguës, terribles, atroces, je buvais un demi verre de *votre albumine*, et, quoique forcé de la vomir une ou deux minutes après, quel bien, quel rafraîchissement n'apportait-elle pas à mes lèvres altérées, à mon estomac irrité, à mes entrailles déchirées ! Eh, quand j'y pense, ai-je jamais pris une boisson plus douce et plus sucrée ! Ah ! malgré toutes mes crampes, même celles de l'estomac, je faisais apporter à ma bouche aride votre bienfaisant breuvage, et, lui remettant mon sort, j'en savourais jusqu'à la dernière goutte. Que le langage de ma reconnaissance puisse donc aller jusqu'à vous, célèbre professeur, et vous assurer qu'elle n'a pas de bornes !

La constance avec laquelle je me faisais administrer ce breuvage d'*albumine*, car je me croyais toujours empoisonné, amena enfin sur les trois heures du matin la cessation presque absolue des vomissemens et des déjections. Les crampes des pieds, des jambes, des intestins et de l'estomac me torturèrent moins, et une application de 15 sangsues sur l'épigastre, ainsi que l'usage d'une potion d'eau de menthe opiacée que M. le docteur Bessard m'envoya de Paimbœuf, secondèrent alors l'*heureux emploi que je fis de la boisson de dix blancs d'œufs étendus dans deux pintes d'eau froide non sucrée, sans faire mousser le mélange.*

Maintenant qu'éprouvâmes-nous à St-Brévin ?
Était-ce le choléra asiatique ou le choléra spora-
dique ? la solution de cette question ne m'appar-
tient point. Simple narrateur, je ne me perdrai
point en conjectures ou en analyses, mais il faut
que je dise tous les faits.

Il est donc certain qu'à l'époque de l'invasion
du choléra en la commune de St-Brévin, année
1826, le tems était fort sec et chaud ;

Que le thermomètre s'élevait à 26° de Réau-
mur ; que les vents étaient à l'Est, au Nord-Est,
et plus rarement au Sud-Est ;

Que je faisais creuser beaucoup de tranchées
dans mes prés bas, et que l'évaporation des marais de la Cathartais, de la Hautière, de Bridley
et d'autres lieux humides était fort considérable ;

Que, je le répète encore, il y avait en rade de
Paimbœuf, plusieurs navires marchands récem-
ment arrivés du berceau du choléra : du Delta du
Gange, de Calcutta, etc. entr'autres le *Fils de
France*, qui, si j'ai bonne mémoire, avait compté
étant en radoub, dans le Gange, plusieurs cholériques ; (1)

Que le choléra de St-Brévin affecta peu de

______

(1) M. Lebrun fils, qui a navigué dans le Gange et
qui demeure aux environs du Mans, peut être con-
sulté sur ce fait, puisqu'il était à bord de ce bâtiment,
dans l'instant où le maître charpentier, le matelot
Jean-Marie et autres personnes de l'équipage, furent
enlevées en peu d'heures par le choléra.

femmes et peu d'enfans, quoiqu'il y eût des uns et des autres dans les maisons envahies;

Que *toutes* les personnes demeurant et couchant dans ces maisons n'en furent pas attaquées;

Que 3 personnes qui habitaient avec moi en furent exemptes, nonobstant les soins fort empressés qu'elles m'avaient donnés; que la femme qui m'appliqua les sangsues, ne reçut aucune atteinte du choléra;

Que l'un de mes fermiers, le sieur Durand, dont l'habitation était contiguë à la mienne et dont le personnel s'élevait à 9 personnes, en fut seul attaqué fortement, *aussi atrocement* que moi; je crois cependant me rappeler qu'une jeune personne de 15 ans en ressentit aussi chez lui quelques légères atteintes;

Que ce choléra prenait subitement, suivant une locution vulgaire, *comme un coup de bâton*, rarement le matin, mais presque toujours le soir et dans la nuit;

Que le danger ou les douleurs intenses duraient environ douze heures, quelquefois moins;

Que nous ressentions une violente soif, encore que la langue fut froide;

Que nous éprouvâmes des coliques très-douloureuses, des déjections alvines d'un vert blanchâtre, des vomissemens les plus pénibles et répétés presque de minute en minute;

Que nous fûmes assaillis par des crampes affreuses aux pieds, aux jambes et aux intestins,

surtout vers l'estomac, tellement que lorsqu'elles
arrivaient à cette dernière région, il nous semblait
qu'elles les tordaient comme des cordes ;

Que la face des malades devenait, lors de ces
spasmes violens, blafarde, verte et toute rétractée;

Que notre pouls était petit, à peine sensible,
et que nous n'éprouvions point de fièvre ;

Que nous conservions la présence d'esprit ,
même dans les tourmens du choléra ;

Que nous ne versions pas de larmes abondantes
au milieu de nos douleurs, mais quelques pleurs
rares qui s'échappaient de nos yeux pour escorter
nos gémissemens, car la gêne du choléra nous in-
terdisait les grands cris ;

Que nous éprouvions beaucoup de froid aux
extrémités ;

Qu'après l'invasion et les tortures de cette maladie, il arrivait le plus souvent que son dernier
période nous plongeait dans le sommeil, je dirai
plus, dans un profond anéantissement qui fut,
pour moi, du moins, *un bien être inconnu.*

Qu'ensuite, le rétablissement de tous nos cholériques, moins un ou deux qui succombèrent,
avait ordinairement lieu dans le délai des trois
jours suivans ;

Ici finissent toutes les notes que j'avais prises
en septembre 1826, sur l'être mystérieux qui nous
fit à Saint-Brévin, une si cruelle visite, et que je
croyais bien, depuis ce temps, retourné sur les
bords de son fatal berceau, dans le pays du Gange.

SEP 13 CER

Au milieu de la calamité qui nous frappe, crai-
gnant de manquer à être aussi utile que je le dé-
sire, j'ai recueilli mes souvenirs pour retracer des
impressions qui ne s'effaceront pas tant que je
vivrai.

Ainsi, lorsque cette maladie, nouveau protée,
sautant de Londres à Paris, en s'introduisant par
l'Est de la France, à la suite de la catastrophe de
la Pologne infortunée, s'apprête à nous décimer
et à jeter un deuil général en France, j'ai cru devoir livrer au public ces observations conscien-
cieuses et lui signaler tous les bienfaits *de l'albumine* recommandée par le docteur Orfila, dans
les cas d'empoisonnement par le vert-de-gris. (1)
Et serais-je assez heureux pour avoir trouvé par
hasard, *le vrai moyen curatif* du choléra ? Cet es-
poir se confirmera peut-être, surtout si l'on veut
réfléchir à un article du *Courrier des Electeurs*, re-
produit dans le *Courrier de la Sarthe* du 8 avril,
d'après lequel le choléra serait occasionné par des
gaz minéraux émanés du sol.

« Le docteur Lambert, en visitant un cholé-
» rique, rue de la Croix-Blanche, marché Saint-
» Jean, a senti un *goût de cuivre* extrêmement
» prononcé dans la bouche ; il l'a conservé vingt-
» quatre heures sans autre indisposition , et n'a
» pu s'en délivrer qu'en frottant l'intérieur de la

---

(1) Voyez à la page 42 de l'ouvrage de M. Orfila,
ayant pour titre: Secours à donner aux personnes empoisonnées, 3e édition, Paris, chez Béchet jeune, 1825.

» bouche *avec du calomélas*, et *en poussant à la*
» *transpiration par l'infusion de menthe poivrée.*

» Ce fait, étayé de beaucoup d'autres, lui fait
» penser que la maladie est due à un poison mi-
» néral qui se dégage de la terre. S'il en était
» ainsi, on s'expliquerait comment elle présente
» tant d'analogie avec les maladies qui dépendent
» d'un empoisonnement par un minéral. On
» concevrait ce qui peut égarer les esprits en ce
» moment, au point de faire croire à un empoi-
« sonnement général. Le vulgaire n'a connu jus-
« qu'à ce jour que des épidémies par miasmes
» végétaux ou animaux, ce qu'il appelle *grain de*
» *peste ;* il ne peut comprendre que pendant les
» grandes agitations de l'intérieur du globe il en
» existe d'autres par l'action des *gaz minéraux* qui
» s'en échappent à la faveur de l'humidité. Une
» maladie épidémique, sans mauvaise odeur,
» sans infection, est pour lui une chose incroyable.
» Il ne peut se faire à l'idée d'un agent invisible ;
» il lui faut une cause saisissable : aussi suppose-
» t-il du poison partout ; et qui sait si nous ne
» comptons pas plusieurs victimes de cette er-
» reur, etc. etc. »

Je dis donc ici, comme en commençant, je
ne suis pas médecin, je ne propose pas de doc-
trine, je n'établis que des faits ; et pourquoi, con-
vaincu comme je suis des bienfaits de l'albumine
quand je fus cholérique, ne les signalerais-je pas
à l'attention et de la population qui souffre, et de
la population qui craint ?

Je dois ajouter aux détails précédens : Que ceux d'entre nous, à Saint-Brévin, qui avaient la funeste habitude de commencer la journée par *prendre la goutte pour tuer le ver*, disaient-ils ;

Que ceux qni n'écartaient pas les alimens de mauvaise qualité, les crudités, les fruits verts ainsi que l'usage des viandes et des poissons salés et avancés ;

Que ceux qui se livraient aux excès de la *gourmandise, de la feuillette et de la fillette,*

Que ceux qui ne conservaient pas la tranquillité de l'âme, et se livraient à la colère ;

Que ceux qui ne pratiquaient pas ce que d'autres, avant moi, ont appelé *une demi-vertu, la propreté*, qui doit s'étendre à tous les objets de nos besoins et de l'intérieur de nos habitations ;

Enfin que ceux qui prenaient le moins de soin de la conservation de leur santé et qui la compromettaient trop souvent furent impitoyablement et les premiers frappés ;

Je n'ai plus rien à ajouter à ces lignes que l'expression d'un sentiment de conviction.

Faudra-t-il, peu fidèles aux lois de l'hygiène, que nous nous laissions encore abattre par la crainte; que nous restions inattentifs devant un fléau qui n'atteint le plus souvent que les personnes inquiètes, celles qui ne conçoivent pas le besoin de ménagement et de régime, celles qui fuyent les lois de la sobriété et de la propreté ?... Et ne concevra-t-on pas dans ces circonstances la nécessité de sacrifices temporaires dont la santé sera le prix?... Ah! lorsque le doux printems de 1832, tout aussi fleuri que ceux qui l'ont précédé, tout exempt de notables perturbations atmosphériques, et, au contraire, accompagné de l'air le plus pur, le plus serein qui ait jamais été respiré, arrive pour embellir nos jours; que la température qui le suit ne fait que rappeler *la vie à la circonférence et ranimer la circulation;* que le vent d'Ouest ou l'aimable zéphyr se joue déjà sous les voûtes de verdure d'un nouveau feuillage; que le divin auteur de la nature hâte l'épanouissement *des feuilles* qui doivent absorber *les fluides vaporeux et les gaz nuisibles* répandus dans l'atmosphère; pourquoi donc nous jeter à terre, frappés d'avance par le mal de la peur? Pourquoi ne pas redresser nos têtes? N'avons-nous pas au Mans, dans le dévouement et le zèle des médecins savans et studieux qui y résident, tous les gages possibles de sécurité? Et avec la pratique *de la tempérance, de la sobriété, de la propreté,* comme avec le *calme des esprits,* ne devons-nous pas compter sur le concours généreux de cette providence qui n'abandonna jamais notre patrie?

———

Au Mans, Imprimerie de Belon.